BEI GRIN MACHT SICH IHR WISSEN BEZAHLT

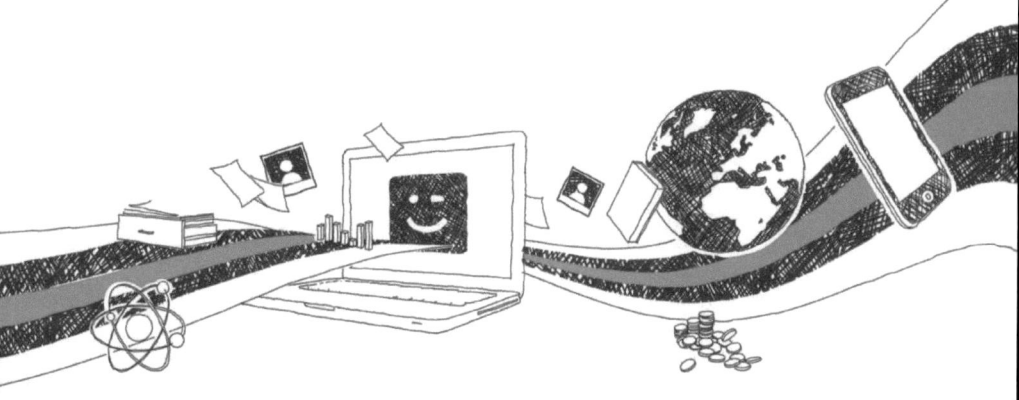

- Wir veröffentlichen Ihre Hausarbeit,
  Bachelor- und Masterarbeit

- Ihr eigenes eBook und Buch -
  weltweit in allen wichtigen Shops

- Verdienen Sie an jedem Verkauf

Jetzt bei www.GRIN.com hochladen und kostenlos publizieren

Björn Wittwer

Initiierung eines Qualitätszirkels mit dem Themengebiet Prävention und Gesundheitsförderung am Beispiel von Masterabsolventen der DHfPG

GRIN Verlag

Bibliografische Information der Deutschen Nationalbibliothek:

Die Deutsche Bibliothek verzeichnet diese Publikation in der Deutschen National-
bibliografie; detaillierte bibliografische Daten sind im Internet über http://dnb.d-
nb.de/ abrufbar.

Impressum:

Copyright © 2012 GRIN Verlag GmbH
Druck und Bindung: Books on Demand GmbH, Norderstedt Germany
ISBN: 978-3-656-41271-7

Dieses Buch bei GRIN:

http://www.grin.com/de/e-book/212624/initiierung-eines-qualitaetszirkels-mit-dem-
themengebiet-praevention-und

GRIN - Your knowledge has value

Der GRIN Verlag publiziert seit 1998 wissenschaftliche Arbeiten von Studenten, Hochschullehrern und anderen Akademikern als eBook und gedrucktes Buch. Die Verlagswebsite www.grin.com ist die ideale Plattform zur Veröffentlichung von Hausarbeiten, Abschlussarbeiten, wissenschaftlichen Aufsätzen, Dissertationen und Fachbüchern.

Besuchen Sie uns im Internet:

http://www.grin.com/

http://www.facebook.com/grincom

http://www.twitter.com/grin_com

Inhaltsverzeichnis

1 Initiierung eines Qualitätszirkels

Im Rahmen der vorliegenden Hausarbeit werden die Möglichkeiten zur Initiierung eines Qualitätszirkels im Rahmen des Studiengangs Master in Prävention- und Gesundheitsmanagement unter Beteiligung von Studenten der DHfPG eruiert. Das übergeordnete Ziel ist es, dass am Ende ein Netzwerk von Studenten entsteht, welches auch nach Beendigung des Studiums zum Erfahrungsaustausch hinsichtlich verschiedener Themengebiete der Prävention und Gesundheitsförderung dient.

1.1 Herausforderungen und Ziele des Qualitätszirkels

Qualitätszirkel können interne und externe Arbeitskreise sein, die das große Potential von Wissen, Ideenreichtum, Erfahrung und Verantwortungsbereitschaft der Beteiligten aktivieren sollen. Interne Qualitätszirkel tragen zur Entwicklung und Umsetzung von qualitätsverbessernden Maßnahmen in einer Einrichtung bei. Externe Qualitätszirkel dienen als Informationsquelle und ermöglichen einen Austausch auf hohem Niveau bis hin zu Kooperationen und einem Benchmarking (vgl. LOFFING, 2012, S. 27). Grundlegend ist der Qualitätszirkel als ein Instrument der Qualitätsförderung zu verstehen, der erst dann wirksam wird, wenn er sich zum offenen und strukturierten Erfahrungsaustausch gestaltet und damit spezifische Lern- und Bildungsprozesse ermöglicht (vgl. BAHRS et. al 2005, S. 23).

Der hier zu initiierende Qualitätszirkel soll auf unbestimmte Zeit angelegt werden und eine Stärke von acht und mehr Kommilitoninnen und Kommilitonen aufweisen. Dabei sollen die Mitglieder mit einer gemeinsamen Erfahrungsgrundlage in regelmäßigen Abständen alle 2-3 Wochen für 1-2 Stunden unter Leitung eines Moderators zusammenkommen. Ziel dieser Kleingruppe ist es, Themen des eigenen Arbeitsbereiches, d.h. im Rahmen der Prävention- und Gesundheitsförderung zu analysieren und mit Hilfe spezieller Problemlösungs- und Kreativtechniken Lösungsvorschläge zu erarbeiten und entsprechend zu präsentieren. Denn zur Verankerung und Beeinflussung des Alltagshandelns bedarf es einer kontinuierlichen Auseinandersetzung mit Erfahrungen. Ein solches Vorhaben ist dabei insbesondere in kontinuierlich arbeitenden Gruppen möglich (vgl. BAHRS et. al 2005, S. 23).

Ein weiteres Ziel ist es, Vorschläge selbstständig umzusetzen und entsprechende Ergebniskontrollen vorzunehmen. Mit der Initiierung des Qualitätszirkels soll vor allem das selbst bestimmte und selbst organisierte Qualitätsmanagement gefördert werden. Insgesamt sind die Gestaltungsspielräume in der Gesundheitsförderung und somit die Verantwortung der einzelnen Beschäftigten groß, da nicht immer verbindliche Vorgaben oder überzeugende Rezepte bzw. bewährte Methoden und Instrumente zur Verfügung stehen. Der Kompetenz – und Erfahrungsaustausch von Studenten im zu initiierenden Qualitätszirkel ist ein Mittel zur Entwicklung optimaler Problemlösungen im Kontext der Prävention und Gesundheitsförderung. Damit einhergehend sind mehrere Vorteile verbunden, an denen sich die Studenten des Qualitätszirkels entsprechend bedienen können und auch sollten:

- Einzelstehende in der Gesundheitsförderung (z.B. Personal Trainer, Ernährungsberater etc.) können im Qualitätszirkel Rückhalt durch die Gruppe erleben und durch die Interaktion zugleich Kooperation und Vernetzung einholen

- Teilnehmende entwickeln ein eigenes Problemlösungsverhalten durch den Vergleich mit Problemlösungsmodellen der Kollegen

- Selbst erarbeitete Lösungen werden besser umgesetzt als Verordnungen

- Erfolgreiche Qualitätszirkel fördern die Motivation der Teilnehmenden

- Förderung der Kompetenzentwicklung und des Selbstbewusstseins der Zirkelteilnehmer, da sie ihre Arbeit als sinnvoll, verstehbar und gestaltbar begreifen (vgl. BAHRS et. al 2005, S. 40f).

- Ein Zusammenfügen von themenübergreifendes Fachwissen und Erfahrungen mit hohem Output versprechen einen positiven Beitrag zur Prävention und Gesundheitsförderung

Zentrale Herausforderungen

Der hier zu initiierende Qualitätszirkel soll sich zu aller erst mit dem Themenschwerpunkt der Prävention und Gesundheitsförderung von Senioren in Pflegheimen befassen und als eine Form der Gruppenarbeit funktionieren, die freiwillig, themenzentriert, erfahrungsbezogen, kontinuierlich und vor allem zielorientiert auszurichten ist. Der hier zu entwickelnde Qualitätszirkel soll sich grundlegend selbst organisieren und zielt es primär auf den Erfahrungsaustausch und die

Verbesserung der überregionalen Zusammenarbeit ab. Offenheit und angenehme Gruppenatmosphäre sind notwendig. Der Qualitätszirkel definiert sich auch hier, wie jede Arbeitsgruppe, über sein gemeinsames Ziel:

- Professionalisierung durch strukturierten Erfahrungsaustausch und Supervision
- Verbesserung von Alltagsroutinen
- Erarbeitung eigener Qualitätskriterien
- Organisationsentwicklung oder Kooperationsförderung

Der überregionale Erfahrungsaustausch richtet sich beginnend vor allem auf den Themenschwerpunkt der Prävention- und Gesundheitsförderung von Senioren in Pflegeheimen. Diesbezüglich werden drei relevante gesundheitliche Schwerpunkte in den Mittelpunkt der Zirkelarbeit gerückt:

- *Sturzprävention von Senioren in Pflegeheimen*
- *Prävention von Altersdepression in Pflegheimen*
- *Bedarfsgerechtes Ernährungsverhalten von Senioren in Pflegeheimen*

Dabei lautet die erste Herausforderung und Zielsetzung des Qualitätszirkels, die Entwicklung und Evaluation eines neuartigen Sturzprophylaxe-Programms. Ein solches Bewegungsprogramm soll auf wissenschaftlich fundierten Erkenntnissen der Bewegungslehre und angewandten Trainingstechniken aus der Sportpsychologie beruhen. Folgende Zielsetzungen sind diesbezüglich zu nennen:

- *Reduktion der Anzahl an Stürzen um mindestens 15% in Pflegeheimen innerhalb der nächsten 3 Jahre*
- *Senkung der Folgekosten (Gesundheitssystem) um 5 % innerhalb von 3 Jahren*
- *Erhöhung des Selbstwirksamkeit von Senioren in Pflegeheimen innerhalb eines Jahres um 15%*
- *Entwicklung von Leitlinien und Qualitätsstandards für Sturzprophylaxe-Programme in Pflegeeinrichtungen innerhalb eines Jahres*

In Kapitel 3 werden die im Rahmen des zu entwickelnden Evaluationskonzeptes notwendigen Phasen der Interventionsmaßnahme „Sturzfreie Zone" nochmals näher erläutert.

1.2 Qualitätszirkel - Zusammensetzung und Aufgabenverteilung

Wie oben bereits geschildert, startet der Qualitätszirkel mit 8 Kommilitoninnen und Kommilitonen und kann selbstverständlich auch erweitert werden. In der folgenden Abbildung sind zunächst die konkreten Tätigkeitsfelder bzw. Alltagsarbeiten der Kommilitoninnen und Kommilitonen dargestellt.

Tab.1: Tätigkeitsfelder der beteiligten des Qualitätszirkels (eigene Darstellung)

zur Person	Tätigkeitsfeld	Institutionen
Heike Müller		
• Betriebsleiterin Küche & Logistik / Vinzenz Service GmbH • BA Gesundheitsmanagement • MPGM in Arbeit (i.A.)	• vorbereitende Buchhaltung • Einkauf • Controlling und Evaluation von Arbeitsprozessen • Halten von Seminaren & Mitarbeiterschulungen	• Vinzenz Service GmbH
Arbe Gisder		
• Angestellter der Volkswagen AG (Baunatal) • nebenberuflich Co- Fußballtrainer und Athletiktrainer der A- und B Jugend • Athletiktrainer Frauenoberligamannschaft im Tennis • B.A Fitnesstraining • MPGM (i.A.) - Sporternährung & Sportpsychologie	• Einsatzbereich im Gesundheitswesen • Stress- und Selbstmanagement / Burnout • Gesundheitsförderung am Arbeitsplatz vor allem im psychologischen Bereich • Vorträge, Workshops, Studien, Einzelgespräche	• Volkswagen AG • SV Paderborn 07 • SGT Göttingen
Jörg Lindner		
• Inhaber – JÖRG LINDNER AKTIV TRAINING in Baden-Baden • Dipl. Sozialarbeiter • MPGM (i.A.)	• Personal Training - Bewegungstraining, Lauftraining, Ernährungsberatung etc. • Gruppentraining • BGM • Sturzprävention in Seniorenpflegeheimen • Workshops (Funktionelles Training, Lauftraining	• Seniorenpflegeheime • Räumlichkeiten des AKTIV TRAINING

Axel Mäder		
• Regionalleiter für den sportlicher Bereich Zott • Athletiktrainer • B.A Fitnessökonomie • MPGM (i.A.)	• Planung und Organisation • Halten von Seminaren & Workshops • Betreuung von Leistungssportlern	• Akademie Zott – Fit mit System
Christine Mailliet		
• Trainerin im Ettelbrücker Schwimmverein • B.A. Gesundheitsmanagement • MPGM (i.A.) Sporternährung & Sportpsychologie	• Trainingsbetreuung von Sportlern und Kaderathleten • Land- und Schwimmtraining, sportpsychologisches Training insbes. Mentales Training	• Ettelbrücker Schwimmverein • luxemburgíscher Schwimmverband
Lisa Bechlnle von Lazan		
• Angestellte im Gesundheitsbereich • B.A. Gesundheitsmanagement • MPGM (i.A.) BGM & Stressmanagement	• Pilatestraining • Halten von Vorträgen, Workshops zum Thema Stressmanagement • Ergonomieschulungen, BGM • Pflege der Firmenhomepage	• Gesundheitsunternehmen
Björn Wittwer		
• Training- und Salesmanager • Personal Trainer • B.A. Fitnesstraining • MPGM (i.A.) Sporternährung & Sportpsychologie	• Planung und Organisation Trainingsbereich und Verkauf • Beratung in Themen Training, Ernährung, Stress und Sportpsychologie • Halten von & Seminaren & Mitarbeiterschulungen • Controlling (Verkauf) • Gruppentraining	• Lady-Fit Bamberg • Seniorenpflegheim Walsdorf / Burgebrach
Dustin Padlowski		
• Personal Trainer • Instruktor • B.A. Fitnesstraining • MPGM (i.A.) Sporternährung & Sportpsychologie	• Personal Training - Betreuung und Beratung von Privatkunden • Themenschwerpunkte Ernährung, Training, Sportpsychologie • Gruppentraining	• AV Fitness Berlin • Bewegungsart Köpenick

Wie bereits erwähnt, ist es die Aufgabe des Qualitätszirkels themenzentriert zu arbeiten. Ganz dem Motto – keine Diskussion ohne ein klares Thema!

Bereits die erste Themenfindung stellte sich als eine erste Bewährungsprobe heraus und sollte auch zukünftig klar strukturiert sein. Die Gruppe konnte sich bereits in der letzten Präsenzphase „Evaluation und Qualitätsentwicklung" finden und sich aufgabenspezifisch klar einigen. In jedem Fall ist eine klare Aufgabenstellung und Zeitperspektive erforderlich, um das Wichtigste, die Motivation der Arbeitsgruppe aufrechtzuerhalten. Des Weiteren arbeitet der Qualitätszirkel regelgeleitet. Gruppenbildung, Zielsetzung und Themenfindung folgen entsprechenden Kriterien und dem Erfahrungsaustausch liegen nachvollziehbare gewonnene Informationen und Daten zugrunde (vgl. BAHRS et. al 2005, S. 25).

Zudem wird die Diskussion mit Unterstützung eines Moderators strukturiert und in einem Protokoll zusammengefasst. Als Moderator wurde, aufgrund seiner Kompetenzen und Erfahrungsstand, Jörg Lindner gewählt. Er strukturiert und bereitet die Diskussionsrunden entsprechend vor und leitet die Gruppe zielorientiert. Zudem erhält er begleitend Aufbauseminare, die für Moderatoren entsprechend angeboten werden.

Heike Müller ist zuständig für das entsprechende Dokumentieren und Protokolieren des Diskussionsmaterials und gewonnenen Datenmengen und kann gegebenenfalls Aufgaben weiterleiten bzw. an andere Gruppenmitglieder übertragen. Die Aufgaben für die anderen Zirkelmitglieder ergeben sich letztlich aus deren Themenschwerpunkten der Arbeitsgruppe. Diese sind auf den folgenden Seiten aufgezeigt. Sie erhalten aber grundlegend ihre Aufgaben von Jörg Lindner und Heike Müller entsprechend zugeteilt. Die Aufgabenverteilungen werden dabei in einem gemeinsamen Meeting erarbeitet und vorab besprochen.

Diskussionsanregungen sollen grundsätzlich in die Alltagspraxis umgesetzt und die im Zirkel erreichten Ergebnisse in sogenannten Bilanzierungstreffen kritisch bewertet werden. Die Arbeit des Qualitätszirkel soll sich dabei am Qualitätskreislauf (vgl. Kapitel 2.2 , Abb. 1) orientieren. Auf Begleitforschung und Evaluation der Zirkelarbeit soll hingearbeitet werden (vgl. Kapitel 3). Auch wenn diese sehr zeitintensiv sein können und Kapazitäten des Zirkels eventuell übersteigen könnten (vgl. BAHRS et. al 2005, S. 25).

Kooperationen wären in diesem Zusammenhang durchaus denkbar. Indem zu überprüfende Aufgaben- und Problemstellungen an kooperierend wissenschaftliche Institutionen delegiert werden, wie beispielsweise der DHfPG. Grundvoraussetzung ist, dass diese die Ergebnisse wiederum zur Diskussion im Qualitätszirkel zur Verfügung stellen. Auch umgekehrt können Firmen ihre Interessen und ihre zu bearbeitende Themen an den Qualitätszirkel leiten, die in Kooperation zu einander entsprechend bearbeitet werden. Dabei ist festzuhalten, dass der zu initiierende Qualitätszirkel keine Unternehmensform darstellt, die es darauf abzielt Gewinn zu erwirtschaften. Daher sind Kooperationen mit Firmen, Organisationen und anderen Akteuren, die Ressourcen jeglicher Art bereitstellen, unabdinglich und auch sinnvoll. Beide Parteien profitieren letztlich davon.

In jedem Fall soll sich der Qualitätszirkel nicht nur auf die Erarbeitung von Checklisten für das Vorgehen bestimmten Situationen beschränken, sondern mittels Fachdiskussion themenübergreifende Handlungskonzepte erarbeiten und vermitteln.

In Hinblick auf die erste Intervention dem Sturzprophylaxe- Projekt „Sturzfreie Zone", sind vier konkrete Aufgabenbereichen durch Zirkelbeteiligte bzw. entsprechende Fachexperten abzudecken:

- Kräftigungs- und Balancetraining
- Kognitives Training
- Umgebung und Verhältnisse
- Kosten- Nutzen- Relationen / Evaluation

Zu diesen Tätigkeitsfeldern wurden entsprechend die Zirkelteilnehmer zugeteilt, die in ihrer alltäglichen Arbeit mit diesen Themen und deren praktischer Umsetzung permanent konfrontiert sind. Mit ihren Erfahrungen und Know-how sollen Handlungsempfehlungen und -konzepte sowie Qualitätskriterien für das Interventionsfeld „Sturzprävention von Senioren in Pflegeheimen" eruiert werden.

In Hinblick auf die Entwicklung eines entsprechenden Bewegungsprogramms für Senioren sind die Fachexperten Jörg Lindner und Dustin Padlowski zuständig. Ziel ist es dem altersbedingten Muskelabbau und Balancestörungen entgegenzuwirken und Muskelschwächen auszugleichen.

Bei der Entwicklung eines kognitiven Bewegungsprogramms, das unter anderem aus Bausteinen wie dem Mentales Training, Entspannungstraining und auch einem Prognosetraining bestehen soll, sind als Fachexperten Björn Wittwer, Arne Gisder und Christine Mailliert gefragt. Alle drei sind in der sportpsychologischen

Trainingsbetreuung tätig. Das Ziel der Konzepterstellung besteht darin, vor allem ein kognitives Training zu entwickeln, welches die Selbstwirksamkeitsüberzeugung der Senioren stärkt, die Angst vor Stürzen reduziert und Mut zur Selbstständigkeit schafft.

Im Rahmen der Schaffung und Entwicklung von optimalen Verhältnissen in Pflegeheimen zur Reduktion von Sturzgefahren sind Lisa Bechlnle von Lazan und Axel Mäder geforder. Hierbei geht es vor allem darum, ein Handlungskonzept zu gestalten, das Gefahrenpotenziale wie beispielsweise rutschige Böden, fehlende Haltegriffe und Stufenabsätze analysiert und Lösungsansätze erarbeitet und damit Gefahren ausschließt und optimale Verhältnisse für Senioren in Pflegeheimen schafft.

In einem weiteren Tätigkeitsbereich geht es vor allem um die Berücksichtigung der Kosten-Nutzen-Verhältnisse. Dieser Aufgabenstellung widmen sich Heike Müller und unterstützend Björn Wittwer. Hierbei geht es um die Evaluation und Analyse der verschiedenen Behandlungsmethoden sowie Arbeitsprozessen des Zirkels. Dabei geht es mitunter darum, diejenige Methode mit dem geringsten Kostenverbindlichkeiten bei gleichzeitig hohen Output sowie Wirkungsgrad herauszustellen. Heike Müller prüft letztlich die Wirtschaftlichkeit und die finanzielle Umsetzung der entsprechenden Projektmaßnahmen. Zudem begleitet und delegiert sie den Evaluationsprozess zur Qualitätssicherung und -verbesserung im Rahmen der Zirkelarbeit (vgl. Kapitel 3). Aufgaben und Engpässe werden diesbezüglich von Björn Wittwer übernommen und bearbeitet.

1.3 Planung und Aktivierung fachorientierter Arbeitsgruppen

Wie in jeden Arbeitsgruppen bedarf es grundlegend einer ersten Rahmung, bevor die eigentliche inhaltliche Arbeit beginnen kann. Daher soll die Gruppe zunächst im Rahmen eines Kick-Off-Treffens miteinander vertraut gemacht, die gruppendynamischen Regeln geklärt und das spezifische Vorgehen des Qualitätszirkels nachvollziehbar gemacht werden. Für das anzusetzende Kick-Off-Treffen sollen die Teilnehmer nochmals schriftlich eingeladen werden. In diesem Einladungsschreiben sollen die Prinzipien und Hintergründe der Qualitätszirkelarbeit im Voraus kurz zusammengefasst und erläutert werden, um eine gemeinsame Grundlage und Informationsstand zu gewährleisten. Nach der Gruppenbildung folgt dann die Arbeitsphase in den einzelnen Arbeitsgruppen mit entsprechender Orientierung am Qualitätskreislauf. Wie bereits in Kapitel 1.2 erwähnt erfolgt die Ausarbeitung des Projektes in verschiedenen fachorientierten Arbeitsgruppen, um effektiv und zeitnah Ergebnisse zu generieren. In diesen fachorientierten Arbeitskreisen sind ausschließlich Fachexperten eingeschlossen, die mit der vorgegebenen Problematik vertraut und regelmäßig in der Praxis konfrontiert sind. In der folgenden Abbildung sind die Arbeitsgruppen und deren Tätigkeitsfelder im Kontext der ersten Projektarbeit „Sturzfreie Zone" dargestellt.

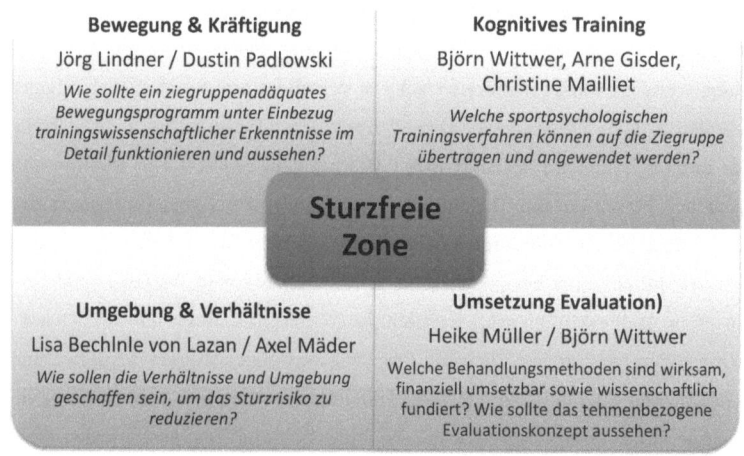

Abb.1: Fachorientiere Arbeitsgruppen des Projektes „Sturzfreie Zone"

2 Sicherung und Steigerung der Qualität

2.1 Ist-Zustand und Chancen der Netzwerkbildung

Alle Teilnehmer des Qualitätszirkels kommen aus verschiedenen Regionen Deutschlands. Daher sind regelmäßige Treffen aus zeitlichen und finanziellen Gründen nur schwer organisierbar. Dennoch sollen im Rahmen des ersten Projektes drei Ankertreffen vereinbart werden, in denen die Arbeitsgruppen gemeinsam Ergebnisse zusammenführen. Alle weiteren Treffen werden virtuell zu festgelegten Meetings via Skype stattfinden. Diese Treffen orientieren sich an den Phasen des Qualitätskreislaufs. Im Folgenden sind die drei Ankertreffen kurz aufgezeigt:

1. Kick-Off-Veranstaltung – Projektstart „Sturzfreie Zone"
2. Zielvereinbarung – Projektmitte „Was soll konkret erreicht werden?"
3. Abschlusstreffen – Projektüberprüfung „Was sind die Ergebnisse?", „Welche Wirkungen wurden erzielt?", „Welche Thematik steht als nächstes bevor?".

Generell werden feste Termine vereinbart, denn eine nur sporadische Teilnahme an Fortbildungen und Zusammentreffen führt zu keinen dauerhaften Konsequenzen im Alltagshandeln. Eine regelmäßige Teilnahme ist daher unabdingbar für einen entsprechenden Lernprozess. Zunächst ist mit einer ersten Anlaufphase zu rechnen, in der sich die Kommilitoninnen und Kommilitonen und die jeweiligen Tätigkeiten vorgestellt werden, bevor das konkrete Handeln nachvollziehbar werden kann.

Schon jetzt wurde in Anlehnung des Projektvorhabens eine Facebook-Gruppe eingerichtet, in der bereits Informationen und Daten ausgetauscht werden. Zukünftig sollen die virtuellen Treffen über eine speziell angefertigte Internet Plattform stattfinden. Auf dieser Plattform sollen alle bisher erarbeiteten Datenmengen für alle sichtbar gespeichert werden. Daraufhin kann jeder mit jedem relativ schnell in Kontakt treten und Informationen austauschen. Der Moderator Jörg Lindner ist dafür zuständig die einzelnen Arbeitsgruppen entsprechend zu koordinieren und wenn nötig auch auf Fehlendes hinzuweisen. Zudem werden in Anlehnung der einzelnen Phasen des Qualitätskreislaufs auch zeitliche Vorgaben zur Erfüllung bestimmter Aufgaben maßgebend sein. So dass zielgerichtet und vor allem zeitnah Ergebnisse und Problemlösungen generiert werden können. Heike

Müller und Björn Wittwer sind in diesem Kontext dafür zuständig, die geforderten Ergebnisse und Ausarbeitungen von allen Beteiligten fristgemäß einzufordern und für alle überschaubar darzustellen.

In Bezug auf die Nachhaltigkeit kommt insbesondere den Organisationsstrukturen und Entscheidungsprozessen der Netzwerke eine kaum zu unterschätzende Wirkung zu. Dabei sind transparente und effiziente Arbeitsstrukturen des Netzwerkgeschehens für die Zielerreichung entscheidend. Wenn diese einen hohen Wirkungsgrad erzielen und darüber hinaus die Netzwerkpartner zufrieden sind, stärkt dieses die Beteiligungsmotivation und die Netzwerkidentität aller Beteiligten. Sobald alle beteiligten Akteure einen Mehrwert durch die Vernetzung erzielen und Win-win-Situationen schaffen, kann das Netzwerk erfolgreich und nachhaltig etabliert werden.

Die Nachhaltigkeit des Qualitätszirkels kann wie bisher über Ilias (Online – Plattform der DHfPG) gesichert werden. Mithilfe einer Modifizierung dieser Plattform kann in Zukunft versucht werden einen mehrdimensionalen Pool an Beteiligten und Gruppen zu schaffen. Damit haben Studenten, Firmen, Organisationen und Dozenten die Möglichkeit gezielte Themen und Problemstellungen der Prävention und Gesundheitsförderung anzusprechen. Es können damit kontinuierlich Anregungen geliefert und daraus neue Arbeitsgruppen, Zirkel und Kooperationen entstehen. Im Rahmen dieses Vorhabens sind dann zusätzlich auch Moderatoren zu generieren, welche Themen koordinieren, Personen delegieren und das System steuern, aufbauen und ausrichten. Firmen die bereits jetzt Jobangebote bei Ilias hochladen und wissenschaftliche Anfragen an die Hochschule stellen, sind potenzielle Kooperationspartner. Diese Firmen können entsprechend bei Ilias eingebettet und mit Studenten der DHfPG vernetzt werden. Durch den fortlaufenden Zuwachs an Studenten und Absolventen der Hochschule erweitert sich das Netzwerk kontinuierlich. Als Herausforderungen sind die Pflege und die permanente Weiterentwicklung sowie die ständige Aktivierung des Portals bzw. Netzwerkes zu nennen. Diesbezüglich sind erfolgversprechende Organisationstrukturen mit hohem Output zu schaffen, um die Motivation der teilnehmenden Akteure hoch zu halten und damit die Nachhaltigkeit des Netzwerkes zu garantieren.

2.2 Qualitätskreislauf

In der folgenden Abbildung ist die geplante Systematik des Qualitätszirkels dargestellt. Diese ist an den Qualitätskreislauf nach BAHRS (2001) angelehnt (vgl. PIETER/EMRICH, 2001, S. 95).

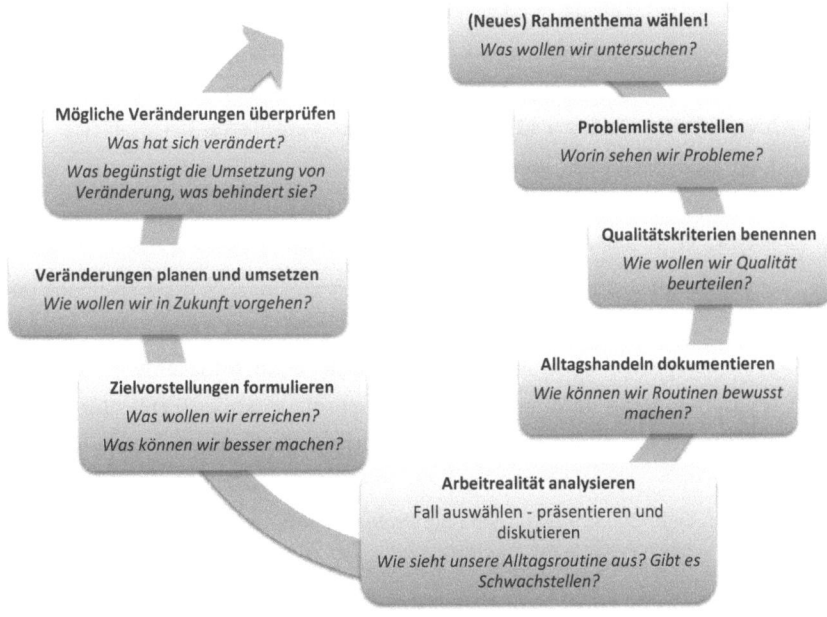

Abb. 2: Qualitätskreislauf (eigene Darstellung angelehnt an BAHRS, 2001, S. 25)

Bevor die eigentliche Arbeit des Zirkels beginnen kann, bedarf es einer ersten inhaltlichen Rahmung. Der Kreislauf der Qualitätssicherung (vgl. Abb.2) wird im Qualitätszirkel in der Regel mehrfach durchlaufen. Bezogen auf das gewählte Thema und dessen Bearbeitung sind meist mehrere Treffen bzw. Diskussionsrunden notwendig. Die Themenwahl ist Ausgangspunkt der inhaltlichen Zirkelarbeit und sollte in einem Konsensfindungsprozess erfolgen, damit sich alle mit dem Thema identifizieren können. Nach der Themenwahl werden gemeinsam die Problembereiche und Schwierigkeiten bezüglich des gewählten Themas eruiert. Es werden Fragestellungen formuliert, die es gilt im Rahmen der Zirkelarbeit zu beantworten. In einem nächsten Schritt werden die Kriterien für die Qualitätsbeurteilung vorläufig festgelegt. Diesbezüglich soll im Rahmen eines Brainstormings die Kriterien herausgearbeitet werden oder auf bereits bestehende Standards zurückgegriffen werden. Daraufhin werden dann die Methoden ausgewählt, mit denen das Alltagshandeln dokumentiert wird. Nach entsprechender Dokumentationssammlung aus dem Alltag der Beteiligten, kann im Qualitätszirkel die Analyse der Arbeitsrealität an einem bestimmten Fallbeispiel erfolgen. Ziel ist es, konkrete Probleme zu erkennen und Prioritäten festzulegen. Die weitere Auseinandersetzung mit dem eigenen Handeln erfolgt nicht nur auf Hinblick den vorab formulierten Problemstellungen, sondern auf empirischer Basis. Das Routinehandeln soll in jedem Fall kritisch analysiert werden. Aus der Problemanalyse folgt die Formulierung von Zielvorstellungen. Generell soll nach jedem Treffen der Gruppe und der Beendigung eines Themas ein Resümee gezogen werden (vgl. BAHRS et. al 2005, S. 25).

In der nächsten Arbeitsphase ist jeder Teilnehmer versucht, die erarbeiteten Lösungsvorschläge in der eigenen Arbeitspraxis umzusetzen. Der anschließend folgende Evaluationsschritt hat das Ziel, Veränderungen auf empirischer Basis zu überprüfen. Dabei wird untersucht, inwieweit die gesetzten Handlungsleitlinien praxistauglich sind und zu einer tatsächlichen Veränderung des Alltagshandelns und letztlich auch zu Auswirkungen auf die Ergebnisqualität führen konnten (vgl. BAHRS et. al 2005, S. 25). „Sind die Probleme beseitigt?", „hat sich die Qualität verbessert?". Um diese Fragen zu beantworten sind eine Veränderungsdokumentation und deren kritische Analyse wesentlicher Bestandteil der Zirkelevaluation. In einer letzten Arbeitsphase wird der Gruppenprozess reflektiert, die erarbeiteten Ergebnisse mit den anfangs gestellten Fragen verglichen und gegebenenfalls modifiziert. Gekoppelt an diese Abschlussdiskussion stellt sich die Frage, ob es mit dem Qualitätszirkel weitergehen soll. Hierzu können mehrere Möglichkeiten in Betracht gezogen werden: Ein Neueinstieg in den Qualitätszirkel mit gleichen oder einem modifizierten Thema, als auch die Neuwahl eines Themas bzw. Bildung eines neuen Qualitätszirkels.

3   Evaluationskonzept „Public Health Action Cycle"

Bei der Qualitätssicherung von Interventionsprogrammen im Bereich der Gesundheitsförderung müssen grundlegend alle Qualitätsperspektiven berücksichtigt werden:

- Perspektive der wirtschaftlichen Verantwortlichkeit
- Stakeholder-Perspektive
- Experten-Perspektive

Diesbezüglich sind komplexe Strategien von Nöten, um die unterschiedlichen Qualitätserwartungen auf einen gemeinsamen Nenner zu bringen. Die Qualitätssicherung ist daher als ein komplexes Managementkonzept für die Planung und Durchführung von Maßnahmen zu verstehen (vgl. PIETER/EMRICH, 2011, S.79). In Anlehnung an die unterschiedlichen Perspektiven sind folgende Handlungsprinzipien im Rahmen der Qualitätssicherung zu erfüllen.

Grundlegend erfordert eine Qualitätssicherung die Ausrichtung des Programms an operationalisierbaren und nachweisbaren Interventionsergebnissen. Diese Qutcome-Parameter sind für eine eindeutig definierte Gruppe von Klienten bestimmt und sollten zudem auch deren Erwartungen hinsichtlich nutzen und Qualität berücksichtigen.

Im Rahmen der Stakeholder-Orientierung sind in allen Phasen der Qualitätssicherung die Erwartungen, Interessen und Lebens- sowie Arbeitsverhältnisse der Stakeholder zu berücksichtigen. Darunter zählen insbesondere die Klienten, Mitarbeiter sowie Kooperationspartner, aber auch interessierte Politiker oder haushaltverantwortliche spielen dabei eine Rolle. Herausforderung und Ziel ist es dabei zugleich, eine gemeinsame Definition der Qualitätskriterien für den Erfolg einer Gesundheitsmaßnahme zu erarbeiten (vgl. PIETER/EMRICH, 2011, S. 80).

Der permanente Zuwachs von Wissen und Erfahrungswerten während der Projektdurchführung führt unweigerlich zu einem kontinuierlichen Prozess der Qualitätsverbesserung, der entsprechend genutzt werden sollte. Durch das ständige Überprüfen von Arbeitsvorgängen im Rahmen von Qualitätsmessungen wird die Wissenserweiterung zunehmend begünstigt. Das hat Zufolge das qualitätsmindernde Probleme frühzeitig identifiziert und in der weiteren Planung von Arbeitsvorgängen ausgeschlossen werden können (vgl. PIETER/EMRICH, 2011, S. 80).

Somit ist die Qualitätsentwicklung als ein systematischer Managementprozess zu verstehen, der ein Programm von Anfang bis zum Ende begleitet. Dies setzt wiederum voraus, dass bereits zu Planungsbeginn einer Intervention über die Einführung konkreter Maßnahmen, die Dokumentation und Evaluation der Abläufe sowie die Messung der Outcomes bis hin zur Beurteilung der Wirksamkeit verbindliche Qualitätsmaßstäbe angelegt und eingehalten werden müssen (vgl. PIETER/EMRICH, 2011, S. 80).

Der Public Health Action Cycle ist ein Modell zur möglichen Herangehensweise bei der Planung, Durchführung und Bewertung präventiver Interventionsmaßnahmen und ist auf den folgenden Seiten konkretisiert. In der folgenden Abbildung ist dieser am Beispiel des Sturzpräventionsprogramms „Sturzfreie Zone" vereinfacht dargestellt.

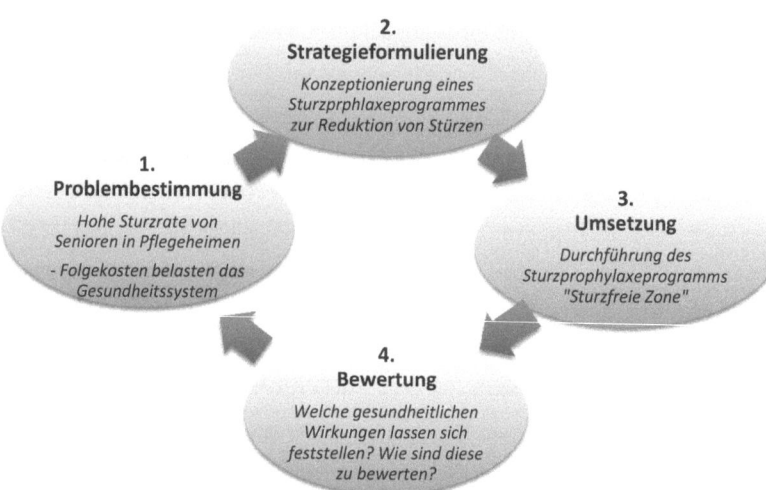

Abb.2: Public Health Action Cycle (eigene Darstellung)

3.1 Analysephase

In der Analysephase geht es darum, ein bestehendes Gesundheitsproblem zu identifizieren bzw. eine entsprechende Erkrankung auszuwählen, für die eine präventive Interventionsmaßnahme geplant werden soll. Im Rahmen dieser Bedarfsermittlung wird anhand einer krankheitsbezogenen Analyse die Krankheitslast in der Zielpopulation objektiv erfasst. Diese krankheitsbezogene Analyse umfasst verschiedene Daten zum Gesundheitszustand der Zielpopulation. Die zur Verfügung stehenden nationalen Statistiken und bevölkerungsbezogenen Studien bilden hierbei die Grundlage bezüglich der Bewertung und Einordnung der Datenmengen. Insbesondere die Betrachtung der epidemiologischen Daten, wie die Mortalität, Morbidität, Prävalenz und Inzidenz sind im Rahmen der Analyse von Bedeutung. Auch die Abschätzung der künftigen Entwicklung der entsprechenden Gesundheitsproblematik ohne eine präventive Intervention muss hierbei berücksichtigt werden. Ein weiterer bedeutender Aspekt, bei der Auswahl einer Erkrankung sind die daraus entstehenden Folgekosten, die das Gesundheitssystem belasten. Die Gewichtung der entstehenden Gesamtkosten sowie die Zahlen über die Mortalität, Morbidität, Prävalenz und Inzidenz einer Krankheit sind Entscheidungskriterium für mögliche präventive Interventionsmaßnahmen. Nach detaillierter Erfassung der Gesundheitsproblematik werden die Informationen über die Ursache und die Faktoren für das Auftreten der Erkrankung analysiert. Die genaue Kenntnis der beeinflussbaren Risikofaktoren dient letztlich der effizienten Planung von Präventionsprogrammen. Zudem erfolgt die Beschreibung der Risikopopulation hinsichtlich des Alters, Geschlechts, soziale Schicht, Wohnort und Wohnsituation sowie ethnischer Zugehörigkeit. Grundsätzlich ist im Rahmen der Analysephase zu prüfen, inwieweit die zu prävenierende Krankheit bereits durch eine Intervention hinreichend beeinflussbar ist bzw. ob bereits wirksame und evidenzbasierte Interventionsprogramme existieren. Neben der Abschätzung des Präventionspotenzials bei einer Erkrankung soll im letzten Schritt der Analysephase bereits bestehende präventive Interventionsmaßnahmen analysiert und dargestellt werden (vgl. PIETER/EMRICH, 2011, S. 81ff).

Im folgendem kursiv-geschriebenen Abschnitt sind die Daten der Analysephase am Praxisbeispiel des Sturzpräventionsprogramms „Sturzfrei Zone" des Qualitätszirkels kurz zusammengefasst dargestellt. Diese anfänglichen Praxisbezüge zeigen lediglich die ersten Vorüberlegungen und Datensammlungen die im Rahmen der Zirkelarbeit und dem zu bearbeitenden Thema eruiert wurden.

Planungsphase am Praxisbeispiel „Sturzprävention für Senioren in Pflegeheimen"

Das Risiko zu stürzen und sich dabei ernsthaft zu verletzen, steigt mit zunehmendem Alter. Die Ursachen und Risikofaktoren dafür können verschieden sein. Ein wesentlicher Aspekt sind vor allem degenerative Erkrankungen, wie Gang- und Balancestörungen. Diese entstehen aufgrund alters- und verletzungsbedingter Funktionseinbußen wie z.b. Muskelschwäche, mangelnder Ausdauer und Koordination, eingeschränkte Sehfähigkeit und Sinneswahrnehmung. kognitive Einschränkungen sowie Harninkontinenz. Nach einem Unfall im Alltag benötigen viele Senioren langfristig Hilfe. Denn selbst nach Klinikaufenthalt und dem Einsatz eines künstlichen Gelenkes, Gehilfen und anderen Sicherheitsvorrichtungen kommt manch eine Person nicht mehr richtig auf die Beine. Etwa ein Drittel der über 65 -Jährigen stürzt mindestens einmal pro Jahr. In Risikogruppen wie Bewohnern von Alten- und Pflegeheimen liegt die jährliche Sturzrate bei mehr als 50 Prozent. Das Sturz- und Bruchrisiko ist deutlich höher als in der Gesamtbevölkerung der gleichen Altersgruppe. Laut Daten der AOK Baden- Württemberg sind Bewohner von Pflegeheimen als die Höchstrisikopopulation für Stürze und sturzbedingte Verletzungen anzusehen (vgl. HÄUSSLER, 2009, S.25).

Die Folgekosten liegen in Milliardenhöhe. Besonders problematisch und für Kranken- und Pflegeversicherung relevant sind die weitreichenden Folgen von Stürzen. Da die Zahl der Älteren zunehmen wird und die sturzbedingten Verletzungen vor allem bei sehr alten Menschen auftreten, könnten die Kosten laut Hochrechnungen im Jahr 2050 allein für Hüftfrakturen auf bis sieben Milliarden Euro ansteigen (vgl. HÄUSSLER, 2009, S.25). Pflegeheimdaten der AOK Baden-Württemberg zeigen, dass das Risiko, eine Hüftfraktur zu erleiden, in den ersten Wochen nach Aufnahme ins Pflegeheim am höchsten war und anschließend auf etwa die Hälfte des Ausgangsrisiko abfiel. Somit gehen vor allem Änderungen der Umgebung mit einem erhöhten Fall- und Sturzrisiko einher. Dazu zählen u.a. nasse Böden, veränderte räumliche Umgebungen oder auch Medikamente. Um eine Senkung der Sturzhäufigkeit zu erzielen, haben Interventionsvorhaben mehrere Risikofaktoren in den Fokus zu nehmen.

3.2 Planungsphase

Nach hinreichender Analyse beginnt die Planungsphase. Im Zentrum steht dabei die detaillierte Konzeption der präventiven Interventionsmaßnahme für die zuvor ausgewählte Erkrankung. Zu Beginn wird der genaue Interventionszeitpunkt der Maßnahme festgelegt. Auf Basis der zeitlichen Rahmenplanung kann dann die konkrete Zielsetzung abgeleitet werden. Dabei ist darauf zu achten, dass die festgelegten Interventionsziele vor allem realistisch und überprüfbar definiert werden. Das oberste Ziel präventiver Bemühungen, ist immer die Optimierung der Gesundheit der Zielpopulation. Aufgrund der sehr vielen Dimensionen von Gesundheit, müssen diese über geeignete Indikatoren bestimmt und formuliert werden. Im Rahmen der geplanten Interventionsmaßnahme „Sturzprävention für Senioren in Pflegeheimen" wären dies beispielsweise die Qualität der Gehbewegung, die Selbstwirksamkeitsüberzeugung oder auch Veränderungen der körperlichen Fitness. Diese Indikatoren sind als intermediäre Outcome-Parameter zu identifizieren. Denn um die Absenkung der Sturzhäufigkeit zu messen, ist ein größeres Zeitfenster von Nöten. Mittels der intermediären Outcome-Paramter kann der Zusammenhang zwischen dem Grad der körperlichen Fitness und dem Sturzrisiko durch zahlreiche wissenschaftliche Studien bereits belegt werden und die Wirksamkeit der Maßnahme entsprechend bestätigt werden. Für die spätere Evaluation der Interventionsmaßnahme sind die Definition und Festlegung von Zielindikatoren wichtige Voraussetzung. Dabei gelten grundsätzlich folgende Kriterien:

- Messbarkeit
- Direkte Beeinflussbarkeit
- Messbarkeit des Effektes der Einflussnahme

Anschließend können daraus die Inhalte, Methoden und weiteren organisatorischen Maßnahmen sorgfältig abgeleitet werden. Zudem erfolgt eine genaue Definition der Zielgruppe der geplanten Interventionsmaßnahme. Eine möglichst gezielte Auswahl der Probanden bzw. Zielgruppe sind wesentliche Faktoren für den Erfolg von Prävention (vgl. PIETER/EMRICH, 2011, S. 85 f).

Nach Festlegung von Interventionszeitpunkt, Interventionsziel und der Zielgruppe ist die Interventionsebene und der Ansatzpunkt der geplanten Präventionsmaßnahme zu wählen.

Diesbezüglich sind drei Interventionsebenen zu klassifizieren:

- Makroebene (auf die gesamte Bevölkerung bezogen)
- Mesoebene (auf ein spezifischen Setting bezogen)
- Mikroebene (auf das Individuum bezogen)

Als Ansatzpunkt der Präventionsmaßnahme ist dabei festzulegen, ob es sich um eine Verhaltens- oder Verhältnisprävention handeln soll. In einem letzten Schritt werden die konkreten Interventionsbereiche für die geplante Maßnahme definiert. Diesbezüglich sind drei Handlungsfelder der Primärprävention zu klassifizieren:

- Ernährung
- Bewegung
- Stressbewältigung/Entspannung

In einem nächsten Schritt ist die Planungsphase am Praxisbeispiel des Sturzpräventionsprogramms in ihren ersten Zügen dargestellt. Es handelt sich dabei um die ersten Vorüberlegungen, die im Rahmen der Zirkelarbeit eruiert wurden.

Planungsphase am Praxisbeispiel „Sturzfreie Zone"

Projekt-Zielsetzung:

Kontextbezogen steht im Zentrum der Intervention die Entwicklung und Durchführung eines Mentalen Gehtrainings zur Verbesserung des physiologischen Gangbildes und eines sturzprophylaktischen Bewegungstrainings. Durch dieses erstmalig entwickelte kognitive Bewegungskonzept soll vor allem die Gehbewegung zunehmend automatisiert und die Standfestigkeit- und Sicherheit der Pflegheimbewohner erhöht werden.

Die elementare Zielsetzung des Projekts „Sturzfreie Zone" besteht darin, dass Heimbewohner sowie ältere Senioren die in Pflegeheimen leben eine Steigerung ihrer Lebensqualität erfahren. Senioren sollen eine Zunahme ihrer körperlichen und kognitiven Fertigkeiten erleben, ihre Mobilität und damit auch ihre Selbstständigkeit wiedererlangen. Ein langfristig und nachhaltig gesetztes Ziel, ist die

Senkung der Zahl von Stürzen der Senioren und damit einhergehenden Verletzungen, Ängste und milliardenschwere Folgekosten für Kranken- und Pflegekassen. Mit diesem Projekt sollen Leitlinien und Qualitätsstandards hinsichtlich eines ganzheitlichen Sturzprophylaxe- Programms für Pflegeeinrichtungen eruiert werden.

Kontextbezogene Zielsetzung des Qualitätszirkels:

- *Reduktion der Anzahl an Stürzen um mindestens 15% in Pflegeheimen innerhalb der nächsten 3 Jahre*
- *Senkung der Folgekosten für Kassen um 10 % innerhalb von 3 Jahren*
- *Erhöhung des Selbstwirksamkeit von Senioren in Pflegeheimen innerhalb eines Jahres um 15%*

Definition der Versuchseinheiten und allgemeiner Projektablauf:

Die Beobachtungs- bzw. Versuchseinheit in dieser Intervention sollen 40 Probanden höheren Alters (>65 Jahre) mit altersbedingten Beeinträchtigungen des physiologischen Gangbildes sein. Nach dem Zufallsprinzip werden 20 Probanden ausgewählt, welche das konzipierte Sturzprophylaxe-Programm absolvieren. In Form von Gruppen- sowie Einzelsitzungen wird die Interventionsmaßnahme in den Räumen eines Seniorenpflegeheimes durchgeführt. Die Kontrollgruppe trainiert nicht. Hinsichtlich ihrer Ausprägungsmerkmale sind beide Untersuchungsgruppen homogen. Die Zeit der Untersuchung beträgt 12 Wochen bei insgesamt 24 Trainingseinheiten zu je 60 Minuten. Die trainierende Gruppe erhält zusätzlich eine Trainingseinheit pro Woche, um ein optimales Erlernen und Durchführen des Mentalen Trainings zu gewährleisten.

Einschlusskriterien für Probanden:

- *allgemein gesunde Probanden über 65 Jahren*
- *Probanden mit degenerativen Erkrankungen wie Muskelschwäche, Balancestörungen etc.*
- *Eigenständiges Stehen und Gehen mit Unterstützung (Gehilfen)*
- *Bewohner eines Seniorenpflegeheim*
- *schriftliches Einverständnis des Probanden nach Aufklärung und Beantworten eventueller Rückfragen*

- *Probanden sollten dazu befähigt sein alle 24 Trainingseinheiten wahrzunehmen*

Ausschlusskriterien für Probanden:
- *Probanden mit starken orthopädischen sowie neurologischen Erkrankungen*
- *starker Demenz*
- *Probanden, denen ein selbstständiges Stehen nicht mehr möglich ist*

Messparameter Im Rahmen einer 12-wöchigen Intervention (intermediäre Outcomes):
- *Gehgeschwindigkeit / Schrittlänge*
- *softwareunterstützte Ganganalyse*
- *Fragebogen zur zweckmäßigen Selbstwirksamkeitsüberzeugung*

Die Datenerhebung erfolgt in einem Prä- und Posttestverfahren unter identischen Bedingungen.

3.3 Umsetzungsphase

Nach detaillierter Planung der Interventionsmaßnahme soll diese nun in die Realität umgesetzt werden. Im Mittelpunkt des Geschehens stehen dabei die praktische Umsetzung der geplanten Inhalte, die Koordination der verschiedenen Tätigkeiten und das optimale Einsetzen der Ressourcen. Im Rahmen der Prozessevaluation soll die Umsetzungsphase kontinuierlich beurteilt werden. Dabei ist insbesondere die Dokumentation aller wesentlichen Parameter ein unerlässlicher Bestandteil der Prozessevaluation und dient der laufenden Qualitätssicherung und –verbesserung. Wesentliches Ziel der Dokumentation und der damit einhergehenden Prozessevaluation sind im Folgenden kurz zusammengefasst:

- Probleme können noch während der Umsetzungsphase korrigiert und umgesetzt werden
- Stärken können frühzeitig erkannt und ausgebaut werden, Schwächen wiederum zeitnah beseitigt werden
- Überprüfung der Genauigkeit der Interventionsplanung

- regelmäßige Wiederholungsmessungen ermöglichen eine bessere Einschätzung von Ergebnisvariationen im Zeitverlauf und verbessert die Zuverlässigkeit von Daten und Ergebnissen

Um die gesetzten Ziele letztlich zu erreichen und die Qualität der Maßnahme zu gewähren, müssen immer wieder problemorientierte Entscheidungen getroffen werden, geplante Inhalte angepasst und verbessert werden. Dabei sollen Modifikationen schnellstmöglich umgesetzt und wiederum dokumentiert werden.

3.4 Bewertungsphase

Die Bewertungsphase ist der Abschluss des Planungsmodells und dient im Wesentlichen der Evaluation der durchgeführten Interventionsmaßnahme und leistet einen wichtigen Beitrag zur Qualitätssicherung und -verbesserung im Sinne des Qualitätsmanagements des zu initiierenden Qualitätszirkels. Im Rahmen der Evaluation werden die Ergebnisse beurteilt und überprüft, ob die gestellten Ziele erreicht wurden und die angewendeten Methoden angemessen und wirksam waren. Die zentralen Kriterien zur Beurteilung der Ergebnisse sind diesbezüglich die Effektivität, Geeignetheit, Akzeptanz und Effizienz.

Ein Nutzen von Prävention und Gesundheitsförderung ist dann gegeben, wenn die gesetzten Ziele erreicht wurden und sich gesundheitliche Verbesserungen ermitteln lassen. Um diesen Effekt der Gesundheitsverbesserung am Ende auch nachweisen zu können, ist es erforderlich geeignete Zielparameter zu definieren. Aus sogenannten Nutzen-Dimensionen lassen sich entsprechende und geeignete Zielparameter ableiten, die als messbare Indikatoren für den erzielten Gesundheitsgewinn herangezogen werden können und eine Beurteilung der Effektivität der Maßnahme zulassen. Die Nutzen-Dimensionen lassen sich nach Prioritäten ordnen: Gesundheit (Dimension I), Kompetenz (Dimension II), Umfeld (physikalische und soziale Umwelt) (Dimension III), Leistungen der Sozialversicherung (Dimension IV), Kosten (Dimension V), Zugangswege (Dimension VI), Strukturbildung (Dimension VII) und Service/Marketing (Dimension VIII). Dabei sind die Nutzen-Dimensionen entsprechend von oben nach unten ihrer zunehmenden Entfernung von dem eigentlichen Ziel, der Verbesserung der Gesundheit, geordnet (vgl. PIETER/EMRICH, 2011, S. 91).

In Hinblick auf die Beurteilung der Effizienz der Intervention soll geprüft werden, ob die gewünschten Ergebnisse auf dem kostengünstigsten Weg erreicht wurden. Dabei bedeutet die Kosten-Wirksamkeit einer Interventionsmaßnahme, dass mit bereitgestellten Mitteln ein größtmöglicher Erfolg erzielt werden konnte.

Zur Beurteilung der Effizienz einer Interventionsmaßnahme existieren in der Gesundheitsökonomie verschiedene Verfahren:

- Krankheitskosten-Analyse
- Kostenminimierungs-Analyse
- Kosten-Effektivitäts-Analyse etc.

In der Realität erweisen sich diese gesundheitsökonomischen Analysen in dem Bereich der Gesundheitsförderung und Prävention, beispielsweise in Hinblick auf die Kostenerfassung, grundlegend als eine schwierige Aufgabe. Dennoch leisten sie einen wichtigen Beitrag zur Allokation von Gesundheitsleistungen (vgl. PIETER/EMRICH,2011, S, 153).

Nach eingehender Überprüfung der Wirksamkeit und der Wirtschaftlichkeit, ist abschließend eine kritische Gesamtbegutachtung der Intervention notwendig. Sie ist hilfreich, um Schwachstellen und Probleme zu identifizieren und entsprechend zu analysieren. Daraus lassen sich wiederum für die Praxis Verbesserungs- und Lösungsvorschläge sowie Modifikationen ableiten. Im Sinne des Qualitätsmanagements des Qualitätszirkels und deren Vorhaben im Bereich der Gesundheitsförderung und Prävention leistet die analytische Begutachtung der Interventionsmaßnahme einen entscheidenden Beitrag zur Qualitätssicherung – und -verbesserung. Festzuhalten ist, dass es keinen Zustand gibt in dem Qualität erreicht oder gesichert ist. Sie ist auf die kontinuierliche Verbesserung der Arbeitsabläufe, der Produkte und deren Wirkungen angewiesen (vgl. PIETER/EMRICH, 2011, S. 94 zitiert nach GESUNDHEITSFÖRDERUNG SCHWEIZ, 2005, S. 23 f.).

3.5 Selbstevaluation

Evaluationen können grundsätzlich als interne und externe Evaluationen durchgeführt werden. Die Selbstevaluation zählt dabei zu den internen Evaluationen. Darunter werden systematische, datenbasierte Verfahren der Beschreibung und Bewertung verstanden, bei denen die praxisgestaltenden Akteure identisch sind mit den evaluierenden Akteuren. Dabei sind Selbstevaluatoren stets Mitglieder der Organisation, des Netzwerkes oder der sozialen Gemeinschaft, welche die zu evaluierenden Maßnahmen tragen (vgl. DEUTSCHE GESELLSCHAFT FÜR EVALUATION).Bei der Fremdevaluation hingegen wird die Evaluation von einem außenstehenden Fachinstitut durchgeführt. Man spricht in diesem Fall von einer externen Evaluation.

Im Rahmen des zu initiierenden Qualitätszirkels und der Realisation der Interventionsmaßnahme „Sturzfreie Zone" wird der Evaluationsauftrag entsprechend den Vorgaben und Standards einer Selbstevaluation nach der DeGEval von den Teilnehmern des Zirkel selbst durchgeführt. Die Gründe dafür liegen vor allem in einem geringeren finanziellen Ressourcenaufwand als bei einer Fremdevaluation. Heike Müller und Björn Wittwer werden im Rahmen dessen einen großen Teil hinsichtlich der Koordination von Datenerfassung und -auswertung übernehmen. Sie verfügen beide aufgrund ihres beruflichen Werdeganges und ihrer derzeitigen Tätigkeit in den Bereichen Controlling und Evaluation an nötigem Fachwissen. Sie werden daher die Selbstevaluation leiten und Aufgaben entsprechend delegieren. Die Vertrautheit aller Zirkelteilnehmer erlaubt grundlegend ein schnelles Erfassen wichtiger Daten und Aspekte. Zudem ist die Interpretation der Ergebnisse einfacher und können direkt für die Projektsteuerung verwendet werden. Mit der Selbstevaluation sollen grundsätzlich folgende Ziele erreicht:

- Steuerung des laufenden Prozesses
- Rechenschaft für den Projektverlauf und den eingesetzten Mitteln
- Verbesserung zukünftiger Projekte

Aufgrund der sehr starken Verflechtung von Durchführung und Evaluation und der damit einhergehenden Doppelfunktionen der Beteiligten, können unter Umständen die Vertrauenswürdigkeit der Ergebnisse verringert werden. Zudem besteht aufgrund der Projektnähe die Gefahr der Betriebsblindheit und den Verlust der Neutralität. Die Evaluation muss jedoch hohen Qualitätsmaßstäben genügen.

In diesem Kontext gibt die DeGEval Empfehlungen zur Anwendung von Standards für Evaluation im Handlungsfeld der Selbstevaluation, die im Rahmen der künftigen Zirkelarbeit eingehalten werden sollen. Die Selbstevaluation birgt grundlegende Besonderheiten, die im Hinblick auf die Standards für Evaluation eine Gewichtung einzelner Aspekte erfordert (vgl. DEUTSCHE GESELL-SCHAFT FÜR EVALUATION).

Die Hauptaufgabe des Qualitätszirkels im Rahmen der Selbstevaluation ist es, die Erfüllung der vier grundlegenden Kriterien:

- Nützlichkeit
- Durchführbarkeit
- Fairness
- Genauigkeit

Für diese vier Kriterien gelten insgesamt 27 Standards für die Evaluation in der Selbstevaluation, die entsprechend angewendet werden sollen.

In Anlehnung an die Standards der DeGEval sowie dem zuvor dargestellten Evaluationskonzept soll die Evaluation Aussagekraft und Glaubwürdigkeit erhalten und das Qualitätsmanagement im Rahmen des Qualitätszirkels sichern. Grundsätzlich soll alles Tun und Handeln kritisch reflektiert, dokumentiert und in den dafür vorgesehenen Meetings eruiert und analysiert werden.

4 Literaturverzeichnis

BAHRS O./CZINCZOLL H./LEHMANN M./OHM H.-P.: Qualitätszirkel in der Gesundheitsförderung und Prävention – Handbuch für Moderatorinnen und Moderatoren, 1. Auflage, Georg August Universität Göttingen, Köln 2005.

DeGEval (Deutsche Gesellschaft für Evaluation): Empfehlungen zur Anwendung der Standards für Evaluation im Handlungsfeld der Selbstevaluation. Alfter, Dezember 2004.

HÄUßLER O.: Zitation von Internetquellen, 2009, Online im Internet: http://www.aok-gesundheitspartner.de/.../pflege_gg_06_09.pdf (Stand 14.05.12)

LOFFING C.: Qualitätszirkel erfolgreich gestalten – So nutzen Sie die Kreativität Ihrer Mitarbeiter. Verlag W. Kohlhammer, 2004.

PIETER, A./EMRICH, E.: Studienbrief Qualitätsentwicklung und Evaluation. Deutsche Hochschule für Prävention und Gesundheitsmanagement, Saarbrücken 2011.

PIETER, A./ FRÖHLICH, M./PAPATHANASSIOU V.: Studienbrief Forschungsmethoden. Deutsche Hochschule für Prävention und Gesundheitsmanagement, Saarbrücken 2010.